MÉMOIRES

SUR L'ACTION

DE L'EAU SULFUREUSE ET IODÉE

D'ALLEVARD
(ISÈRE)

DANS LES AFFECTIONS CHRONIQUES DE LA POITRINE,

ET

SUR L'ACTION

DES BAINS DE PETIT-LAIT

DANS LES MALADIES DU COEUR

ET PRINCIPALEMENT DANS LES PALPITATIONS
NERVEUSES DE CET ORGANE;

PAR

Le Docteur NIEPCE,

Médecin-Inspecteur de l'Etablissement thermal d'Allevard.

A MACON,

DE L'IMPRIMERIE DE DEJUSSIEU,

RUE DE LA BARRE, N.° 1.

● 1852.

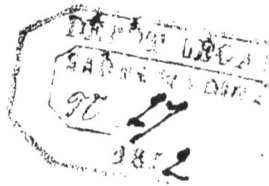

DE L'ACTION

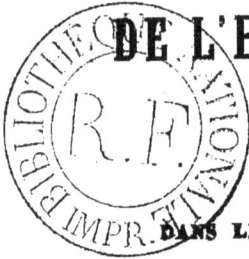

DE L'EAU SULFUREUSE ET IODÉE

D'ALLEVARD (ISÈRE)

DANS LES AFFECTIONS CHRONIQUES DE LA POITRINE,

ET DE LA MANIÈRE DE LES ADMINISTRER.

———◆◆◆———

Les eaux thermales sulfureuses et iodées d'Allevard jouissent, depuis long-temps, d'une réputation justement méritée, dans les maladies cutanées et syphilitiques.

L'observation ayant démontré, avec la plus grande évidence, l'heureuse influence de ces eaux dans les affections chroniques de la poitrine, je crois devoir indiquer le nombre de ces dernières affections pour lesquelles les malades sont venus à Allevard pendant les années 1848, 49, 50 et 51, ainsi que les résultats qui ont été obtenus. Mais auparavant, il est utile de faire précéder ce tableau de quelques considérations sur l'action thérapeutique de cette eau sulfureuse dans ce genre d'affections et sur la méthode que l'expérience m'a indiquée comme la meilleure à employer.

Les eaux sulfureuses et iodées d'Allevard sont situées dans la vallée d'Allevard, près de la belle et riante vallée du Graisivaudan, près de Grenoble, dans un pays très-pittoresque, non loin des beaux glaciers de cette partie des Alpes françaises, dans une exposition où la température est très-douce pendant l'été. Cette source est la plus riche de France en principes sulfureux et iodés. Elle contient les substances suivantes, sur un litre :

PRODUITS GAZEUX.

	Centimètres cubes.
Acide sulfhydrique libre	24 75
Acide carbonique.	97 00
Azote.	41 00

PRODUITS SOLIDES.

	Grammes.
Carbonate de chaux.	0 305
— de magnésie	0 015
— de fer	traces.
Sulfate de soude	1 211
— de magnésie.	1 065
— de chaux	0 374
— d'alumine.	traces.
Chlorure de sodium.	0 503
— de magnésium	0 061
Glairène	quantité considérable.
Iode.	6 milligrammes.

Cette richesse de principes sulfureux, d'acide carbonique, d'azote et d'iode, explique facilement quelle doit être l'action de ces principes minéralisateurs sur l'économie. En effet, l'expérience que j'ai acquise depuis que je dirige, comme mé-decin-inspecteur, l'administration des eaux d'Allevard, m'a appris que leurs effets physiologiques et thérapeutiques ont une stimulation réelle que l'usage du liquide minéral imprime à l'organisme. Dans l'état pathologique, cette excitation est manifeste, puisque, après quelques jours de traitement, elle se décèle par des lassitudes générales, l'abattement des forces, l'insomnie, un mouvement fébrile qui ne dure que 36 ou 48 heures, temps pendant lequel on suspend l'usage de l'eau pour y revenir dès que ces symptômes de réaction sont passés. Les sympathies qui s'exercent entre la peau et les membranes muqueuses méritent la plus sérieuse considération de la part du médecin, car elles jouent un rôle de première importance dans la production des maladies de ces membranes, comme aussi dans leur marche et dans les moyens de traitement qu'on leur applique.

Comment n'en serait-il pas ainsi, puisque les muqueuses ne sont, pour ainsi dire, que la continuation de l'organe cutané, réfléchi dans toutes les cavités qui viennent s'ouvrir à la surface du corps, et qui les tapisse dans toute leur étendue?

Quand la partie de l'organe cutané qui forme la face exté-rieure du corps vient à cesser ses fonctions, ou qu'elle se trouve seulement modifiée dans son état physiologique, sous l'influence du froid, par exemple, celle qui tapisse les cavités du corps devient sympathiquement plus active; son système capillaire sanguin passe à un état de turgescence, lequel, en se prolongeant, dégénère en une véritable inflammation. C'est ainsi que le refroidissement de la peau, la suppression des sueurs, déterminent très-promptement des ophthalmies, des coryzas, des otites, des angines, des laryngites, des bronchites, et même des pharyngites, des œsophagites, des gastrites, des gastro-entérites, des cystites.

De toutes les muqueuses, aucune ne se trouve plus influencée que celle des voies aériennes, par les changements qui surviennent à la peau. Qui ne sait que le coryza, la laryngite et la bronchite sont le résultat le plus ordinaire du refroidissement de l'organe cutané?

Les sympathies qui donnent lieu à cette réaction de la peau, pour la production des phlegmasies des muqueuses, se retrouvent encore et agissent d'une manière analogue quand on applique à cette enveloppe extérieure du corps des substances qui peuvent modifier son action physiologique. C'est ainsi que toute irritation de l'organe cutané, déterminée par l'application d'un révulsif, tend à diminuer d'autant l'état inflammatoire des muqueuses, et particulièrement de la muqueuse pulmonaire, membrane que l'observation nous a appris correspondre plus directement avec la peau.

Comment, après cela, ne pas comprendre que l'emploi thermal des eaux sulfureuses, et en particulier de l'eau d'Allevard, traitement qui exerce une action si puissante sur la peau, doit par suite agir puissamment aussi sur les phlegmasies chroniques des muqueuses, et surtout sur celles de la muqueuse pulmonaire?

La muqueuse pulmonaire, en effet, indépendamment de ce qu'elle a des sympathies plus puissantes que les autres membranes analogues avec la peau, se trouve encore influencée directement, soit par la vapeur d'eau que les malades respirent pendant le traitement thermal, soit par l'acide sulfhydrique qui se dissipe dans l'air avec cette vapeur. On a pensé que cet acide opérait, dans ce cas, par un effet sédatif; mais si l'on considère qu'il agit *comme* excitant sur la peau, il est bien plus raisonnable d'admettre qu'il opère à la manière du soufre, *comme* un médicament expectorant et résolutif

« Quoi qu'il en soit, les eaux sulfureuses, *comme* le dit M. Patissier, opèrent de belles cures dans les maladies *chroniques* de la poitrine, telles que le catharre pulmonaire, la pneumonie, etc.; mais le bruit de ces guérisons attire souvent dans les établissements thermaux des malades auxquels les eaux sulfureuses ne conviennent pas. Lorsque ces affections ne sont pas accompagnées d'une irritation trop vive, qu'il n'y a point de fièvre hectique; lorsque surtout leur cause est due à la rétrocession des principes rhumatismal, goutteux, dartreux ou psorique, on peut espérer que les eaux sulfureuses seront utiles en produisant une révulsion à la peau, en ramenant les sécrétions cutanées à leur état normal, et en rappelant les fluides du centre à la circonférence; la guérison sera d'autant plus certaine, que, pendant le traitement ou à sa suite, il se manifestera une crise par les sueurs ou les selles, que des flux supprimés se rétabliront, et qu'il apparaîtra des exanthèmes, des furoncles à la peau, ou des abcès dans le tissu cellulaire sous-cutané. »

L'eau d'Allevard exige que l'on suive certaines règles dans son emploi, suivant la nature de la maladie de poitrine que l'on a à traiter. Les malades doivent commencer à n'en boire que deux demi-verrées coupées soit avec du lait ou du sirop de gomme, le matin à jeun, à demi-heure d'intervalle. Au bout de quelques jours, on augmente progressivement cette quantité jusqu'à la dose de deux verrées le matin et d'une vers les 3 heures du soir. Une heure après, le malade prend un demi-bain à 32 degrés, dans une baignoire couverte, afin d'éviter toute espèce de refroidissement; la durée du bain est de 20 à 35 minutes. Du bain, il est porté dans une salle d'aspiration où arrivent les vapeurs sulfureuses et iodées. Pendant que le malade aspire ces vapeurs, on dirige sur les extrémités inférieures un jet d'eau minérale à 37 degrés, et on pratique sur ces parties des frictions afin d'y appeler et d'y fixer le sang et de produire ainsi une véritable dérivation. De là, le malade, bien enveloppé dans un drap et une couverture de laine chauds, est emporté, au moyen d'une chaise à porteur bien fermée, dans son lit, où il doit rester pendant deux heures, afin de laisser bien passer l'excitation générale produite par l'eau minérale. Sur les trois heures du soir, le malade boit un demi verre d'eau minérale, et se rend ensuite dans l'une des salles d'aspiration où il prend un bain de pieds pendant qu'il respire les vapeurs sulfurées et iodées. La durée des aspirations varie suivant le tempérament, la nature et le degré de l'affection.

Dans les cas de laryngite chronique et dans certains cas de bronchite, les malades respirent dans une salle les vapeurs sulfureuses et iodées, au moyen de tubes terminés par des embouchures en verre qu'ils appliquent contre la bouche. Les aspirations doivent être répétées souvent dans le cours de la journée, et, dans la crainte d'exciter trop fortement la muqueuse, leur durée, chaque fois, n'est que de huit minutes. Par cette dernière méthode d'aspiration, le malade n'est pas obligé de se déshabiller.

Telle est la méthode qui m'a le mieux réussi et que j'ai adoptée dans la direction de mes malades.

Dans l'ouvrage que j'ai publié sur les eaux d'Allevard, à la page 327, j'ai dit que, pour constater l'efficacité de la vapeur sulfureuse et iodée d'Allevard, chez les individus affectés d'asthme ou de gêne dans la respiration, il suffit de voir son action sur les malades, au moment où ils entrent dans la salle d'aspiration.

Lorsqu'un asthmatique pénètre dans le vaporarium, qu'il se trouve au milieu de cette atmosphère saturée de vapeurs sulfureuses, on le voit insensiblement faire de longues aspirations ; les parois de la poitrine se dilatent progressivement, et, après quelques instants, le malade respire à pleine poitrine. Il ne tousse plus. Il semble que les poumons sont avides de cette vapeur qui en dilate les vésicules, et le malade éprouve un bien-être indicible.

La présence des vapeurs d'iode dans la salle d'aspiration est facile à démontrer. Il suffit de suspendre une feuille de papier blanc amidonné, pour qu'elle prenne une teinte d'abord violacée, qui passe au bleu d'autant plus prononcé qu'elle reste plus long-temps dans ce milieu.

Chez presque tous les malades, après un traitement qui varie de cinq à huit jours, la maladie chronique passe à l'état aigu. Le malade est pris de lassitude; le sommeil est agité, l'appétit se perd, une courbature générale survient ; la toux augmente, devient sèche, et un véritable état fébrile survient. Cette réaction inflammatoire dure pendant 36 ou 48 heures, pendant lesquelles le malade est mis à l'usage des boissons émollientes, au repos et à la diète. Une transpiration abondante arrive, une poussée à la peau se manifeste. Le corps se recouvre d'une éruption milliaire qui produit d'assez vives démangeaisons, et la fièvre disparaît. Quatre jours de repos de tout traitement thermal suffisent au malade. Il revient à son traitement, et sa toux devient moins pénible, il crache plus facilement. Ces phénomènes sont tout-à-fait semblables à ceux produits par une bronchite aiguë. A dater de ce moment, la maladie diminue et le malade revient petit à petit à la santé.

La présence du soufre et de l'iode dans l'eau d'Allevard explique très-bien l'heureuse influence de cette eau minérale sur les organes pulmonaires, soit qu'on l'administre en boisson, bains ou aspirations. En effet, les eaux sulfureuses d'Allevard agissent de la même manière que les Eaux Bonnes, prises en boissons, et produisent les mêmes effets. Les nombreux malades atteints d'affections catarrhales qui sont venus à Allevard, après avoir fait une ou deux saisons aux Eaux Bonnes, s'accordent tous à dire qu'ils éprouvent à Allevard les mêmes effets que ceux qu'ils ressentaient aux Eaux Bonnes.

Prises sous forme d'aspirations et en bains, et bains de jambes, elles ont une action semblable à celles du Mont-d'Or, augmentée, de plus, par la présence de l'iode, qui ne se trouve ni dans les eaux Bonnes ni dans les eaux du Mont-d'Or. Il est donc évident que les eaux sulfureuses et iodées d'Allevard réunissent à la fois l'action des Eaux Bonnes et celle du Mont-d'Or, et, par conséquent, doivent être administrées avec prudence et ménagement.

La présence de l'iode, ce principe si heureusement employé dans les affections de la poitrine, explique comment quelques malades atteints de tubercules pulmonaires ont pu trouver une guérison à Allevard. Ces faits, que j'ai constatés avec soin, expliquent très-bien les avantages que l'on peut retirer de l'iode et les considérations suivantes.

On a dit pendant long-temps et beaucoup de praticiens croient encore qu'il n'existe pas de remède contre la phthisie, et, cependant, on est certain maintenant qu'il existe des faits bien confirmés de guérison de cette maladie : les faits anatomiques l'ont prouvé ; les recherches nécroscopiques de différents observateurs ont fait voir de véritables cicatrices d'excavations tuberculeuses. M. Piorry va plus loin, puisque, dans une de ses leçons à l'hôpital de la Charité, il s'est exprimé ainsi : « Nous pouvons affirmer maintenant qu'il existe des moyens de guérir ces collections symptomatiques si diverses, réunies sous le nom de phthisie pulmonaire, mot vicieux, qui spécifie un état anatomique qui souvent n'existe pas dans les affections tuberculeuses des poumons les moins douteuses. » C'est aux préparations iodées qu'il attribue ce moyen curatif. C'est en 1827 que plusieurs médecins, frappés des analogies qui existent entre ces trois corps, chlore, iode et brome, furent conduits à conseiller l'emploi de l'iode dans le traitement de la phthisie pulmonaire. En 1828, M. Berton adressa à l'Académie un *Mémoire sur les inspirations d'iode*, qu'il avait employées dès 1827, et qui fut bientôt suivi d'un travail du docteur Cottereau, sur ce même sujet. Ces deux praticiens faisaient respirer aux malades des vapeurs d'iode obtenues en décomposant l'iodure de potassium par l'acide sulfurique étendu ; mais ce procédé, qui fournissait en même temps de l'acide iodhydrique, n'amena pas les résultats que s'en étaient promis les auteurs.

M. Chartroule employa aussi l'iode pur en vapeur, et il assure qu'il est le premier praticien qui ait proposé et mis en pratique les inspirations d'iode.

En 1831, M. le docteur Lignerolles, de Planquery (Calvados), dans sa thèse inaugurale de l'année 1831, s'exprime ainsi :

« Si jamais on parvient à découvrir un remède efficace contre la phthisie pulmonaire, ce sera parmi les substances qui peuvent être appliquées directement au poumon par la voie de l'inspiration. » La grande analogie qui existe entre les indurations, les dégénérescences scrofuleuses et les tubercules, la disposition bien constatée des scrofuleux à contracter cette maladie, les guérisons nombreuses des scrofules obtenues par l'emploi de l'iode, soit à l'état simple, soit à l'état de combinaison, devraient faire tenter l'usage des préparations iodurées dans la phthisie. Je les croirais très-utiles avant le développement de l'inflammation. Il est donc évident que, depuis plus de vingt ans, on a proposé l'iode contre cette terrible affection.

TABLEAU récapitulatif des malades atteints d'affections chroniques de la poitrine, traités à Allevard, pendant les saisons de 1848, 1849, 1850 et 1851.

NOMS DES MALADIES.	NOMBRE DE				
	Chaque espèce de maladie.	Malades guéris.	Malades soulagés.	Malades partis dans le même état.	Malades dont la guérison ou le soulagement a eu lieu plus tard.
Laryngite chronique	172	41	112	16	10
Catarrhes bronchiques chroniques.	487	167	272	48	32
Asthmes	61	6	55	»	»
Pharyngites chroniques. . .	62	14	38	8	2
Phthisie pulmonaire (Premier et deuxième degrés) . .	17	2	13	2	1
Hémoptysie passive et métastatique	9	4	3	2	»
TOTAL.	808	234	493	76	45

DE L'ACTION

DES BAINS DE PETIT-LAIT

DANS LES MALADIES DU COEUR,

ET PRINCIPALEMENT DANS LES PALPITATIONS NERVEUSES DE CET ORGANE.

———

Lorsque je publiais, il y a trois ans, mon premier mémoire sur l'action des bains de petit-lait, soit purs, soit à l'état de mélange avec l'eau sulfureuse d'Allevard, je citais plusieurs observations prouvant que, dans un grand nombre d'affections nerveuses, l'usage de ces bains produisait d'excellents résultats.

Depuis lors, trois années d'expérience se sont écoulées, et la vérité de ce que j'avançais s'est trouvée confirmée par des faits nombreux de guérisons de gastralgie, d'entéralgie, d'hystérie et d'autres affections dépendant de troubles dans les fonctions de l'innervation, et dont les symptômes variés et bizarres ne peuvent les faire attribuer plutôt à tel organe qu'à tel autre.

Dans ces véritables névroses, les malades perdent l'appétit, maigrissent, leur visage devient pâle, les fonctions digestives s'exécutent difficilement; celles de l'organe utérin sont altérées : des douleurs névralgiques, dont le siége varie, surviennent, et, les forces s'affaiblissant, obligent souvent les malades à s'aliter. L'ensemble de ces accidents constitue un véritable état morbide, contre lequel échouent très-souvent les divers moyens thérapeutiques et hygiéniques mis en usage pour les combattre. C'est dans ces cas divers que les bains de petit-lait ont très-bien réussi.

Il est, de plus, un autre genre d'affections très-graves, pour lesquelles plusieurs malades sont venus prendre à Allevard les bains de petit-lait, et dont j'ai recueilli avec le plus grand soin les observations. Ce sont diverses maladies du cœur.

Avant de parler de ces affections, de leur traitement, il est utile de décrire la composition chimique du petit-lait, afin que l'on puisse facilement comprendre l'action que ce liquide peut avoir sur l'économie.

Le petit-lait, préparé dans les châlets des environs d'Allevard, et tel qu'il nous arrive à l'établissement thermal, est un liquide d'une couleur jaune-verdâtre, onctueux au toucher et d'une odeur douce. Il est composé d'eau, de caséum en quantité variable, de sucre de lait, d'acide lactique, de chlorures potassique, sodique; de lactates potassique, sodique et calcique; de phosphates potassique, sodique; de matières extractiformes, semblables à celles de la viande.

Cette composition complexe fait de ces principes un moyen très-utile, et dont l'absorption, qui a lieu pendant la durée du bain, doit nécessairement exercer sur l'organisme une influence indiquée par l'action de ces différents sels.

Ayant remarqué que, chez la plupart des malades, alors qu'ils étaient plongés dans le bain de petit-lait, le pouls s'abaissait d'une manière très-notable, au point de ne donner quelquefois que 34 pulsations, j'observais avec soin l'état de la circulation chez tous les malades.

La température ordinaire à laquelle je prescris les bains de petit-lait varie de 25 à 30 degrés centigrades. Cette différence de température est sans influence sur la circulation, puisque j'ai vu des malades qui, bien que prenant des bains à 30 degrés, présentaient un plus grand abaissement dans les battements du pouls, que d'autres qui ne les prenaient qu'à 25 ou 26 degrés.

Les observations que j'ai recueillies sur 217 malades qui ont fait usage des bains de petit-lait pendant les années 1849, 1850 et 1851, m'ont donné les résultats suivants :

Chez 69 malades, le nombre des pulsations s'est abaissé à 34.
Chez 93 — — — — à 38.
Chez 31 — — — — à 42.
Chez 24 — — — — à 45.

Total. 217

Chez les 69 premiers malades, les affections se divisaient ainsi :

Hystérie. 18
Gastro-entéralgie. 11
Névroses non localisées. 17
Névroses du cœur. 8

Total 69

Chez les 93 suivants, les affections consistaient :

Gastralgie	12
Gastro-entéralgie	21
Névralgies diverses	26
Gastro-entérite chronique	17
Névrose du cœur	10
Hypertrophie du cœur	4
Anévrisme des cavités du cœur	3
Total	93

Pour les 31 malades dont le pouls tombait à 42 pulsations, j'ai constaté :

Névralgies diverses	12
Entéralgie	9
Névroses de l'utérus	10
Total	31

Chez 24 malades :

Gastralgie	5
Gastro-entérite chronique	7
Myélite chronique	6
Névralgies diverses	4
Eczema rubrum	2
Total	24

C'est évidemment à l'acide lactique que l'on doit en partie attribuer cette sédation dans la circulation; mais lorsqu'il s'agit d'évaluer les propriétés thérapeutiques d'un médicament, c'est d'après ses effets sur l'économie qu'il faut raisonner, plutôt que d'après les notions chimiques obtenues sur sa composition. Cependant, ces notions chimiques sont toujours utiles, et j'ai cru devoir m'en servir, à propos de la composition du petit-lait, pour chercher à comprendre son action sur la circulation.

Parmi les maladies du cœur, compliquées de palpitations, et les cas les plus nombreux pour lesquels les malades sont venus prendre les bains de petit-lait, je dois citer les palpitations nerveuses du cœur, si bien décrites par MM. Bouillaud et Andral, et qui sont caractérisées par des mouvements tumultueux, forts et répétés du cœur, chez des individus qui ne sont atteints d'aucune lésion matérielle appréciable de cet organe.

Chez certains sujets, elles ne sont que passagères et de courte durée, tandis que chez d'autres, elles persistent pendant un temps quelquefois fort long.

Les bruits du cœur auxquels elles donnent lieu augmentent pendant leur durée. Ils sont entendus même à distance, et les mouvements qu'elles produisent sont sentis par les malades. Ces palpitations s'accompagnent fréquemment d'un léger bruit de souffle, qui cesse dès qu'elles s'arrêtent. Les malades qui en sont atteints éprouvent, pendant qu'elles se manifestent, un sentiment de malaise et d'anxiété à la région précordiale, très-intense, accompagné parfois de tendance à la syncope.

Cette maladie est plus fréquente chez les individus à tempérament nerveux, qui ont une véritable prédisposition aux diverses affections nerveuses. Toutes les sensations vives de l'âme peuvent les déterminer : telles sont la tristesse, la mélancolie, les chagrins, les travaux intellectuels prolongés, les veilles, les excès vénériens, les passions vives, et surtout la masturbation chez les jeunes sujets.

Ces palpitations s'observent souvent chez les femmes hystériques, chez les individus affectés d'hypocondrie, chez les jeunes filles, à l'époque de la puberté, et chez les femmes mariées, à l'âge critique, alors qu'un grand nombre de causes se trouvent réunies pour amener un trouble dans l'action normale du système nerveux. On les remarque très-fréquemment chez les individus anémiques et chlorotiques, soit que ces états morbides apparaissent après d'abondantes hémorragies, ou qu'ils dépendent de quelques lésions organiques qui s'opposent à une bonne hématose.

De même que la plupart des maladies nerveuses, ces palpitations sont intermittentes, irrégulières et rarement continues. Leur diagnostic est quelquefois difficile, et souvent on les a confondues avec des palpitations dépendantes d'affections organiques du cœur, dont elles peuvent produire les mêmes phénomènes généraux et locaux. Dans l'état de repos du cœur, leur diagnostic est également peu facile ; car, de ce que le malade paraît être en pleine santé, lorsqu'elles ont cessé on ne peut pas en conclure que ces palpitations sont purement nerveuses, puisque souvent, dans le début d'une lésion organique du cœur, les symptômes qui surviennent et la caractérisent peuvent être suspendus pendant un certain temps, et que dans les palpitations uniquement nerveuses, dans les intervalles de repos, les battements du cœur peuvent présenter quelque irrégularité ou être accompagnés d'un bruit de souffle souvent indépendant de toute lésion organique.

Les malades qui en sont atteints conservent souvent une

dyspnée plus ou moins intense, que l'on remarque plus fréquemment chez les jeunes sujets disposés aux congestions pulmonaires. Cet ensemble de symptômes est semblable à ceux qui surviennent dans le début de plusieurs maladies organiques du cœur, et ces battements irréguliers, tumultueux du cœur tendent à modifier sa nutrition, et les palpitations, qui, dans le principe, existent sans lésion organique, peuvent être le point de départ de celle-ci.

Le moyen le plus certain pour reconnaître ces palpitations de celles qui accompagnent les lésions organiques, c'est de percuter, d'ausculter le cœur; ce qui permettra de s'assurer si les valvules fonctionnent bien ou mal, si les orifices sont sains, si les parois ont subi quelque modification : car, dans les palpitations nerveuses, on peut toujours, même lorsqu'elles ont lieu, s'assurer, par un examen attentif, du volume du cœur et de la manière dont le sang circule dans ses divers orifices et cavités. D'ailleurs, dans les palpitations nerveuses, on ne remarque jamais de congestions veineuses, de coloration violacée au visage, d'hydropisies qui accompagnent les lésions des valvules et différentes affections du cœur.

Par une exploration attentive, et comme l'a si bien dit M. Bouillaud, « grâce aux progrès de la clinique exacte, on peut toujours aujourd'hui distinguer les unes des autres, les diverses palpitations désignées sous le nom de palpitations nerveuses et celles qui accompagnent les grandes lésions organiques du cœur. Les cas dans lesquels il serait le plus facile de se tromper sont ceux où il existe à la fois des palpitations dépendantes d'une lésion organique du cœur, et des palpitations d'une nature nerveuse. Ces cas se présentent dans la pratique plus souvent qu'on ne serait tenté de le croire au premier abord. »

Tout ce qui vient d'être dit démontre que les palpitations peuvent coïncider avec un certain nombre d'états morbides généraux ou locaux, différents les uns des autres sous plusieurs rapports et qu'il est très-important de bien déterminer, si l'on veut leur opposer des moyens rationnels, car les moyens thérapeutiques, à employer contre les palpitations nerveuses, doivent varier suivant la nature d'où elles semblent dépendre.

Malgré toutes ces précautions, il arrive souvent que ces battements nerveux résistent aux moyens qu'on leur oppose, et c'est pour cette raison que plusieurs malades ont été envoyés à Allevard pour y prendre les bains de petit-lait, si utiles contre les affections nerveuses en général et qui, dans tous les cas de ces névroses du cœur, ont procuré des résultats les plus heureux.

Dans un grand nombre de chloroses accompagnées de ces palpitations, les malades qui en étaient atteintes ont trouvé à Allevard toutes les conditions voulues pour y guérir : les bains de petit-lait, la boisson de l'eau ferrugineuse et manganésifère dont la source vient d'être annexée à l'établissement sulfureux, les toniques, un bon régime, l'air pur de cette belle vallée des Alpes, la vue des sites pittoresques des gorges si variées, des glaciers des environs, un exercice modéré sur les montagnes. Tous ces moyens réunis forment la base d'un traitement auquel ne sauraient résister ces états chlorotiques, et de nombreuses jeunes filles leur ont dû le retour de la santé.

Des malades affectés de palpitations nerveuses qui ne reconnaissaient pas pour cause la chlorose ont également trouvé la guérison par l'usage de ces bains de petit-lait, et il en est de même de plusieurs malades atteints de palpitations dues à des lésions organiques du cœur, ainsi que le démontrent les diverses observations ci-jointes et que j'ai choisies parmi celles que j'ai recueillies et que je crois les plus propres à faire bien apprécier l'action des bains de petit-lait.

Palpitations nerveuses proprement dites.

PREMIÈRE OBSERVATION.

Madame G., de Lyon, m'est adressée, le 16 juillet 1851, par M. le docteur Vacher, avec la lettre suivante de cet honorable confrère : « M.me G., âgée de 41 ans, d'un tempérament nerveux, d'une constitution affaiblie, s'est aperçue, depuis quelques années, de quelques palpitations légères, d'un certain malaise du côté du cœur. Les craintes et les émotions que lui ont causées les nombreux évènements qui se sont accomplis depuis février 1848, d'autres contrariétés ou chagrins éprouvés depuis, quoique supportés avec résignation, ont paru augmenter sensiblement cet état : si bien qu'au mois de mai 1849, M.me G. fut tout-à-fait malade, obligée de s'aliter. Il y avait alors de nombreuses intermittences, un bruit de souffle continuel, de la dyspnée, impossibilité de monter une rampe sans éprouver de violentes palpitations. La malade fut soumise à un traitement rationnel : les préparations de digitale sous toutes les formes, les vésicatoires sur la région précordiale, etc. Au bout de six semaines, la malade alla beaucoup mieux. Elle fit à cette époque un voyage d'agrément, où elle se fatigua beau-

coup ; à son retour les palpitations et les intermittences repa-
rurent. Elles cédèrent de nouveau à un traitement moins éner-
gique que le premier, mais ce ne fut pas pour long-temps.
Elles ont reparu depuis, plus opiniâtres et plus tenaces que
jamais, sans cependant que la maladie ait repris de suite le
caractère de gravité qu'elle avait en mai 1849. Après de
nombreux traitements qui n'ont fait que soulager plus ou
moins, la malade en est arrivée aujourd'hui à être tellement
habituée aux remèdes, que leur action sur elle est à-peu-près
complètement nulle ; les préparations de digitale, par exemple,
sont dans ce cas.

» Les choses en étant là, nous avons alors songé à prendre
conseils de quelque confrère, de M. de Polinière, entre autres.
J'ai proposé les bains de petit-lait, me fondant sur ce que la
maladie reconnaît pour cause une perturbation du système nerveux. M. de Polinière a partagé mon opinion, et il lui a semblé,
comme à moi, que le traitement le plus rationnel était l'usage
des bains de petit-lait. C'est d'après ces idées que nous avons
engagé la malade à se rendre à Allevard. »

Tel est l'état de M.me G., à son arrivée à Allevard. Je lui
prescris le traitement suivant :

Prendre tous les matins un bain de petit-lait à 26 degrés
centigrades, d'une heure et demie le 1.er jour, de deux heures
le 2.e, de deux heures et demie le 3.e, de 3 heures le 4.e, de
trois heures et demie le 5.e ; repos le sixième.

Le soir de son arrivée, M.me G., à la suite de la fatigue du
voyage, a des palpitations très-fortes; le pouls donne 128
pulsations.

Le lendemain, avant d'entrer dans son bain, le pouls donne
72 pulsations; une demi-heure après, il ne donne plus que
46 pulsations, après une heure, il s'est abaissé à 42, et se
maintient à ce chiffre. La nuit suivante a été plus calme. En
entrant dans le second bain, le pouls est à 68 pulsations; une
demi-heure après, il est à 44, et, en sortant, il n'en donne que
40. Le soir, M.me G. est prise de palpitations qui n'ont duré
que 25 minutes. Il y avait alors 90 battements. Pendant leur
durée, la malade est moins fatiguée que d'habitude et le bruit
de souffle moins prononcé. En entrant au troisième bain, le
pouls donne 63 pulsations; au bout d'une heure, 42, et, en
sortant, il n'est qu'à 37. Dans le jour, M.me G. a deux crises
peu longues et moins fortes; cependant la nuit a été agitée, et
elle a eu d'assez fortes palpitations qu'elle attribue à une digestion difficile.

Le 4.e jour, le pouls présente les mêmes caractères que ceux
qu'il avait la veille. La nuit et la journée ont été meilleures.

Le 5.ᵉ jour, la malade, en se déshabillant pour se mettre au bain, éprouve de légères palpitations, qui cessent après un quart-d'heure de séjour dans le bain. Pendant la crise, le pouls battait 96 fois. Une demi-heure après, il ne donnait plus que 42 pulsations, et en sortant du bain, qui a été de trois heures de durée, il n'y en avait plus que 36.

Repos le 6.ᵉ jour. Pendant la journée, le pouls est calme. Le 7.ᵉ jour, la durée du bain est de trois heures et demie. Le pouls descend à 35 pulsations. M.ᵐᵉ G. a repris de l'appétit, du sommeil, et la gaîté est revenue. Elle fait tous les jours une promenade de plusieurs heures, soit à pied, en voiture ou sur un âne.

Le 8.ᵉ jour se passe sans souffrance. Les 9.ᵉ, 10.ᵉ, 11.ᵉ et 12.ᵉ sont très-calmes. Elle continue de prendre ses bains de quatre heures de durée. Dans la nuit et dans le jour, le pouls ne s'élève jamais au-dessus de 58 pulsations.

Le 13.ᵉ jour, elle reçoit une lettre qui devait fortement l'impressionner, et c'est à peine si cette émotion accélère un peu la circulation. A dater de ce jour jusqu'au 23.ᵉ, époque à laquelle apparurent les règles, elle prit tous les jours un bain. Les règles arrivèrent sans douleur, le flux fut abondant et la malade n'éprouva pas la moindre trace de battements de cœur. Elle fait un voyage de plaisir à la Grande-Chartreuse, distante d'Allevard de quelques heures seulement. Ce voyage d'agrément ne l'a pas fatiguée.

Elle recommence son traitement après six jours d'interruption, et, après avoir pris 27 bains de petit-lait, elle quitte l'établissement, très-contente d'y avoir trouvé un aussi grand soulagement, et la gaîté en même temps que le sommeil et l'appétit.

Sept mois après, ayant vu son mari, il m'a assuré que sa femme avait passé un très-bon hiver, et qu'elle n'attendait que le mois de juin pour reprendre encore des bains de petit-lait.

DEUXIÈME OBSERVATION.

M. P., âgé de 35 ans, demeurant à Nîmes, m'est adressé, le 25 juin 1851, par M. le docteur Imbert, de Lyon. Ce jeune homme, d'un tempérament nerveux, d'une constitution faible, a eu de nombreux revers de fortune, par suite de procès. Pendant quatre années consécutives, il a éprouvé une série d'émotions très-pénibles. Depuis trois années, il a été pris de douleurs vives à la région précordiale, qu'il compare à des élancements se faisant sentir en avant et en arrière de cette région. Il ne peut rester couché sur le côté gauche sans éprouver de suite des palpitations très-fortes, et qui, lorsqu'elles se prolongent, déterminent une dyspnée très-intense qui amène quelquefois la syncope. Il a perdu le sommeil et l'appétit. Depuis six mois, il a considérablement maigri. Il suffit de très-peu de chose pour réveiller ses palpitations, qui s'accompagnent d'un bruit de soufflet assez fort.

L'auscultation et la percussion ne dénotent rien d'anormal dans les bruits du cœur, dans les cavités et les orifices, lorsqu'il est calme. Le cœur n'a pas augmenté de volume. Le côté de la poitrine ne présente aucune voussure. L'intermittence, si marquée pendant que les palpitations ont lieu, cesse complètement lorsque l'organe est au repos. La main appliquée sur la région précordiale ne sent aucun froissement cataire. Le bruit de soufflet que l'on entend existe sans rétrécissement des orifices : il est dû, je crois, à la rapidité convulsive du passage du sang contenu dans les ventricules, lors des palpitations précipitées du cœur.

Tel est l'état de ce jeune homme à son arrivée à Allevard. Le nombre des pulsations, lorsqu'il a ses palpitations, s'élève jusqu'à 118, et à l'état de calme, le pouls en donne encore 76. Outre ses palpitations, le malade éprouve de temps en temps des douleurs névralgiques à la région cervicale droite.

Je prescris l'usage des bains de petit-lait de la manière suivante :

Le 1.er jour, bain d'une heure et demie, à 26 degrés centigrades. Dès la première heure, le nombre des battements s'abaisse à 56, et, en sortant du bain, il n'y en a plus que 52.

Le 2.e jour, bain de deux heures ; le pouls ne donne plus que 52, et en sortant, je n'en compte que 40. Le sommeil est plus calme, les palpitations ont une durée un peu moins longue ; pendant qu'elles ont lieu, le pouls ne dépasse pas 100 pulsations.

Le 3.e jour, bain de deux heures et demie. Au milieu du bain, le pouls ne donne que 50, et à la fin 37 pulsations. Le malade éprouve un bien-être réel, pendant qu'il est dans le bain. Dans la journée, il fait une promenade de deux heures. Il a un peu plus d'appétit. Dans la nuit, il a eu deux fois des palpitations, sans dyspnée, ni disposition à la syncope.

Le 4.e jour, même traitement, même état.

Le 5.e jour, même traitement. Le malade se sent décidément mieux. Il respire plus librement en se promenant. Il peut monter les escaliers sans avoir de battements de cœur aussi violents, et il est moins impressionnable.

Le 6.ᵉ jour, même état. Le soir, son pouls ne donne que 61 pulsations.

Le 7.ᵉ jour, repos.

Le 8.ᵉ jour, bain de quatre heures. En entrant au bain, le pouls offre 63 battements ; ils ne sont plus que de 35, après trois heures de bain. Durant la journée, il n'a qu'une fois des palpitations, et, pendant leur durée, il me fait appeler. Je ne constate alors que 76 pulsations ; elles n'ont duré que 28 minutes. Il a de l'appétit et un sommeil plus long et plus calme.

Les 9.ᵉ, 10.ᵉ, 11.ᵉ, 12.ᵉ, 13.ᵉ, 14.ᵉ et 15.ᵉ jours, même traitement ; c'est-à-dire bains de quatre heures de durée. Le pouls s'abaisse toujours jusqu'à 36 pulsations, et, dans la journée, il ne s'élève jamais à plus de 60. Le malade reprend de la gaîté et regrette de n'avoir pas été envoyé plus tôt ici, au lieu d'avoir pris, pendant trois ans, tant de préparations antispasmodiques et de digitale.

Il se repose les 16.ᵉ et 17.ᵉ jours. Il profite de ces deux journées pour faire de longues promenades à cheval, sur les montagnes, sans en éprouver de grandes fatigues.

Il n'a eu que de très-courtes et légères palpitations.

Il continue son traitement pendant encore quinze jours, en prenant seulement des bains de trois heures. Dans le milieu du bain, le pouls descend toujours à 36 pulsations, et ce n'est que trois heures après que le pouls remonte insensiblement à 60. Le sommeil est revenu, l'appétit est bon, l'embonpoint renaît, ainsi que la gaîté. Depuis que ce malade recouvre la santé, il oublie ses chagrins passés, heureux, dit-il, de ne plus éprouver les cruelles angoisses auxquelles il était en proie.

Le malade m'a écrit, au mois de mars, qu'il allait beaucoup mieux, et qu'il viendrait achever sa guérison dans le courant de la saison des eaux.

TROISIÈME OBSERVATION.

Hypertrophie pure et simple du cœur, sans lésion des valvules.

M.ᵐᵉ S..., de Paris, nous est envoyée pour prendre les bains de petit-lait, afin de combattre une chorée qui date de plusieurs années et qui a résisté à de longs traitements. Cette affection nerveuse existe à la région droite du corps, qui éprouve continuellement des mouvements désordonnés. Après avoir longuement interrogé cette dame, je constate les phénomènes suivants :

Cette dame, âgée de 37 ans, d'un tempérament sanguin, d'une constitution forte, a eu, à la suite d'une fausse couche, il y a quatre années, une suppression menstruelle qui a duré cinq mois. C'est alors que les premiers symptômes de la chorée se sont manifestés. C'est aussi à cette époque qu'elle s'est aperçue que les battements du cœur devenaient plus violents. La chorée a été vainement combattue par les bains de mer, les antispasmodiques, les bains hydrothérapiques. Les mouvements convulsifs sont presque incessants et la fatiguent beaucoup ; ils ne cessent que couchée. Aussi est-elle obligée de rester alitée. Elle se plaint aussi de battements de cœur. L'examen de cet organe présente les phénomènes suivants :

La malade a le teint animé, l'œil brillant, une tendance aux épistaxis, et la peau présente une chaleur plus élevée qu'à l'état normal. La circulation veineuse s'opère librement. Elle n'a jamais eu de congestions passives, soit de sang ou de sérosité, dans les différents organes et dans les cavités séreuses. La respiration n'est pas sensiblement gênée.

Les battements du cœur se font principalement sentir dans la région des cartilages des 5.e et 6.e côtes. Le pouls est fort, tendu, vibrant, et il se manifeste, à des intervalles plus ou moins éloignés, des bouffées de chaleur vers la tête, des étourdissements et des saignements au nez. En appliquant la main sur le cœur, on sent un frémissement vibratoire ou cataire léger. La percussion pratiquée sur cette région et à gauche donne un son mat. La région précordiale elle-même rend un son clair, partout ailleurs. Les bruits qui accompagnent les battements du cœur sont un peu forts et concentrés, surtout ceux du ventricule gauche.

Je reconnus avec évidence que cette dame était atteinte d'une hypertrophie simple du ventricule gauche. Le pouls radial fournit 64 pulsations. Je la mis à l'usage des bains de petit-lait. De même que chez les malades précédents, pendant la durée des bains, les battements du cœur se ralentissent et s'abaissent au chiffre de 57. Après dix jours de traitement, pendant lesquels la durée des bains est portée à quatre heures, la malade sent que le sang se porte moins à la tête ; les épistaxis sont moins fréquents, et le pouls me paraît moins dur. La chorée diminue d'intensité. Après 20 jours de traitement, le cœur semble avoir diminué de volume, et le pouls est moins fort, moins vibrant. Le visage est moins animé, et la malade n'a plus d'épistaxis. Tous les symptômes de chorée et de la maladie du cœur paraissent finis au 33.e jour de traitement.

QUATRIÈME OBSERVATION.

M. le comte de L., des environs de Montbrison, âgé de 46 ans, d'un tempérament sanguin, d'une constitution forte, est atteint de palpitations depuis plusieurs années. Dans le principe, il a éprouvé des palpitations passagères et de l'essoufflement, surtout lorsqu'il marchait ou qu'il montait un escalier, qu'il s'animait et parlait long-temps. Depuis lors, ces symptômes ont augmenté progressivement. Il a maintenant les lèvres et les pommettes injectées. Il se fatigue promptement, s'eurhume facilement, et accuse parfois une sensation pénible à la région du cœur. Depuis deux ans, les palpitations deviennent presque habituelles ; les battements du cœur sont plus manifestes, et on peut les apprécier soit par la vue, soit par l'auscultation et la percussion, dans une étendue assez considérable. Le pouls présente des modifications analogues à celles des battements du cœur ; les veines sont distendues, et le système capillaire est injecté surtout à la face. Il éprouve fréquemment des éblouissements, des vertiges ; il dort mal, s'éveille en sursaut, tourmenté par des rêves pénibles.

En examinant la région précordiale, on voit que les battements du cœur soulèvent avec assez de force les côtes. La percussion me démontre que la matité dépasse de 4 centimètres celle que l'on obtient dans l'état normal. En frappant d'un coup sec et retenu les parois thoraciques précordiales, la pulpe des doigts ressent une certaine résistance, due au plus grand volume du cœur.

L'auscultation fait entendre que les bruits du cœur sont plus forts, sourds et étouffés. Dans le moment où les palpitations se font sentir, on entend un bruit de soufflet, quelquefois assez intense.

L'hypertrophie me paraît exister au ventricule droit, puisque la respiration est très-gênée et que, chez ce malade, la dyspnée et l'étouffement, au moindre mouvement un peu précipité, se convertissent parfois en véritable accès de suffocation, que les jugulaires offrent des battements et que la face est fortement injectée.

Je prescris à ce malade, matin et soir, un bain de petit-lait, de deux heures de durée.

Dès le second jour, le pouls devient moins dur : après une heure de séjour dans le bain, il tombe à 44 pulsations. Les battements du cœur sont moins forts, et le visage est moins injecté.

Le 4.e jour du traitement, pendant le bain, le pouls tombe à 37 pulsations, et le malade se sent mieux. Dans la journée, il n'a pas eu de dyspnée, et le sommeil est moins agité. Le malade a beaucoup uriné dans la journée et dans le bain. Il continue de prendre ses bains du soir et du matin, de 3 heures de durée chaque.

Le 7.e jour, en entrant au bain, le pouls présentait 65 pulsations. Après deux heures, il n'était plus qu'à 35. Les palpitations diminuent de fréquence et de durée. La gêne de la respiration est moins forte, le sommeil plus calme ; le malade marche plus facilement, et la face est beaucoup moins injectée. Les éblouissements ont notablement diminué. Le malade va sensiblement mieux.

Il continue son traitement pendant 23 jours, et la maladie va toujours en diminuant. Les bruits du cœur sont moins sourds, et les battements plus calmes. Il peut se promener à pied pendant une heure, monter les escaliers sans être essouflé. La respiration est plus facile, le sommeil est calme, et le visage moins coloré. Après 33 jours, il quitte l'établissement, très-notablement soulagé. Avant son départ, je trouve que la région précordiale n'est plus agitée, que la matité a diminué de plus de deux centimètres, et que les bruits du cœur sont plus réguliers.

J'ai su, depuis, que ce malade allait toujours mieux.

CINQUIÈME OBSERVATION.

D'une jeune fille chlorotique affectée de palpitations fréquentes qui ont résisté à différents traitements.

M.lle V., âgée de 18 ans, d'un tempérament lymphatique, d'une constitution faible, présente depuis deux ans tous les symptômes d'une chlorose prononcée, accompagnée de palpitations et d'un bruit de soufflet.

La peau du visage est d'un blanc jaunâtre. La pâleur est surtout très-marquée sur la muqueuse des lèvres, l'orifice des narines et des paupières ; les yeux sont cernés, la conjonctive est d'un blanc bleuâtre. La malade est indolente, le moindre exercice lui est pénible ; elle a des maux de tête très-violents, fixés principalement à la région temporale droite et offrant des caractères d'intermittence. Le pouls est petit, accéléré ; les battements du cœur sont irréguliers, confus et faibles, et s'entendent dans une grande étendue de la poitrine. Le bruit de souffle se fait entendre pendant les palpitations. Sous l'influence du moindre exercice, son cœur bat avec violence, et à l'auscultation, on entend les battements dans une grande étendue, parfois même ils repoussent assez fortement l'oreille. On entend dans les artères principales presque constamment un bruit de soufflet, de ronflement ; la respiration est souvent gênée.

L'appétit et la digestion sont troublés ; elle n'a d'appétit que pour les mets les plus sapides, tels que les acides, etc. Elle est constipée, et les urines sont très-décolorées. La menstruation est très-faible, le sang excrété est en petite quantité, séreux et pâle. Cette menstruation incomplète, loin de la soulager, aggrave ses souffrances. Elle a des pertes blanches. L'auscultation de la poitrine, la percussion ne dénotent rien de remarquable dans les poumons, qui paraissent sains.

Cette jeune personne, qui appartient à une famille riche, a subi de nombreux traitements. Les ferrugineux sous toutes les formes, les antispasmodiques, les bains de mer à Cette ont été mis en usage. Elle a eu des moments où sa santé paraissait revenir, et, malgré ces moyens rationnels, depuis six mois sa maladie paraît s'aggraver ; et, d'après les conseils d'un professeur de la Faculté de Montpellier, elle est venue à Allevard pour y prendre à la fois des bains de petit-lait, boire de l'eau ferrugineuse et terminer son traitement par des douches sulfureuses.

Le 4 juillet 1850, je prescris à cette jeune malade de boire tous les matins trois verrées d'eau ferrugineuse, de prendre un bain de petit-lait de deux heures, et le soir, à quatre heures, de boire également deux autres verrées d'eau ferrugineuse ; de faire tous les jours un exercice modéré, sur un âne, dans les montagnes, et une nourriture tonique, avec du vin de Bordeaux. Après six jours de ce traitement, la malade se sent mieux ; les palpitations sont moins fréquentes et moins fortes, les bruits artériels moins prononcés ; le pouls s'abaisse à 34 pulsations dans le bain. Elle suit le même traitement pendant vingt jours, après lesquels les forces reviennent, l'appétit est plus prononcé, le sommeil plus calme ; la respiration est moins gênée, et elle peut se promener à pied sans être fatiguée. Elle prend matin et soir, depuis son arrivée, une douche vaginale d'eau sulfureuse, de 20 minutes de durée. Les pertes ont cessé sous l'influence de ce moyen, et l'état de la santé s'améliore sensiblement.

Le 27.me jour, elle prend ses règles, qui sont un peu plus colorées et plus abondantes. Elle n'éprouve plus les mêmes souffrances que celles qu'elle avait à pareille époque.

Le visage est plus coloré, les gencives sont moins pâles, les bruits artériels ont diminué de moitié, les palpitations ont cessé et les forces ont plus que doublé.

Le 29.me jour, je prescris une douche sulfureuse à 34 degrés sur tout le corps et en affusions sur le rachis. Elle continue à les prendre pendant cinq jours. Ces douches réveillent l'organisme sans rappeler les palpitations, et l'appétit augmente, et la jeune personne peut se promener, monter les escaliers sans être trop fatiguée. Elle continue encore son traitement pendant six jours, et quitte l'établissement dans de bonnes conditions.

Il me serait facile de citer d'autres observations pour prouver l'heureuse action du petit-lait sur les mouvements du cœur, comme moyen de sédation.

Je m'empresserai de recueillir avec soin les observations qui se présenteront dans le cours de cette année, afin de démontrer que le petit-lait doit être considéré comme un puissant moyen à opposer aux affections nerveuses du cœur, et même dans quelques-unes de ses lésions organiques.

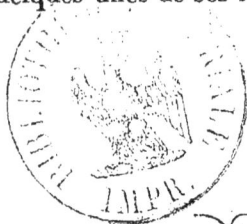

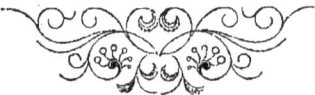

Imp. de Dejussieu, à Mâcon.

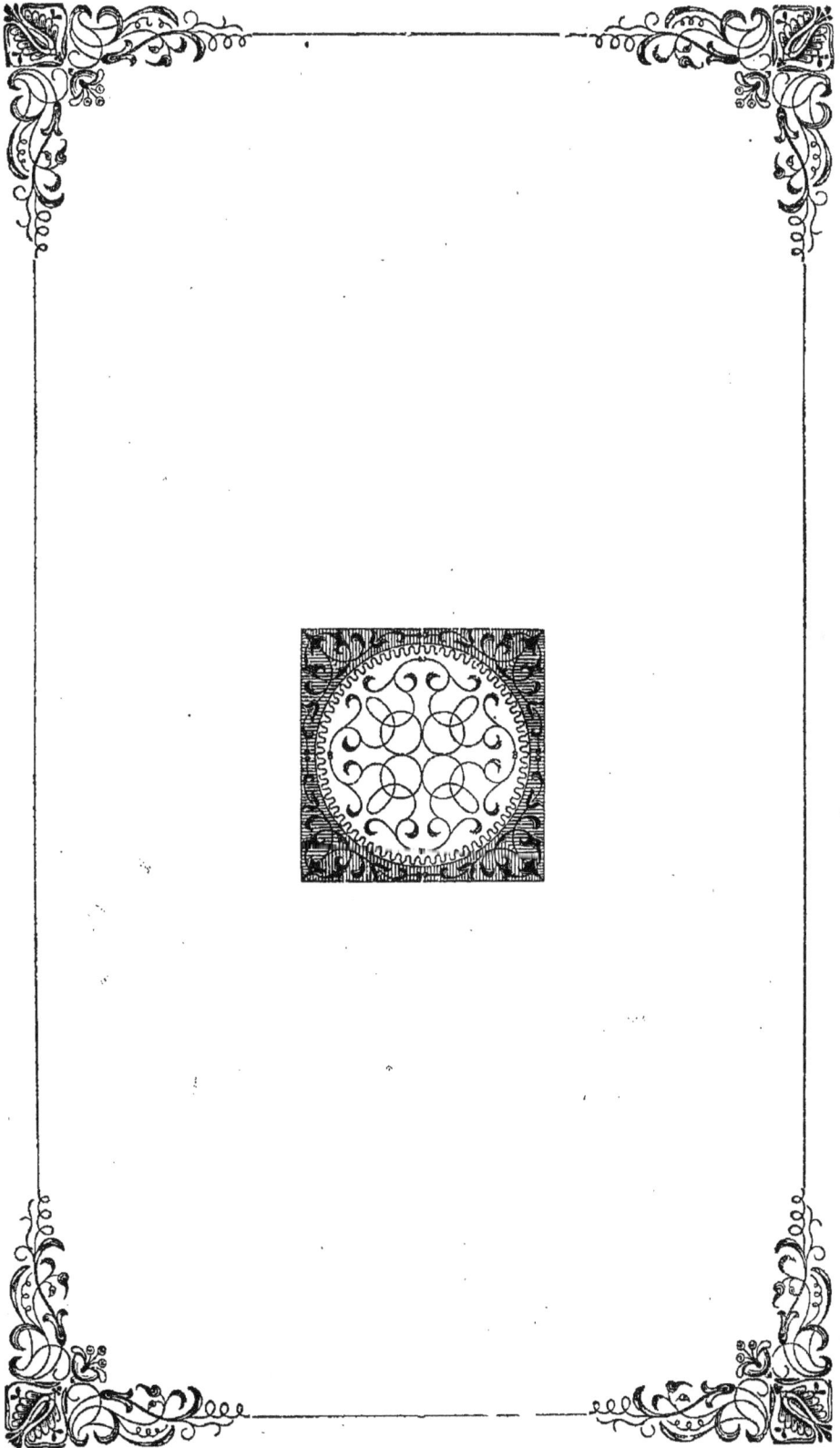

www.ingramcontent.com/pod-product-compliance
Lightning Source LLC
Chambersburg PA
CBHW060530200326
41520CB00017B/5189